LA PUPILLE

CONSIDÉRÉE COMME ESTHÉSIOMÈTRE

PAR

Le Professeur M. SCHIFF

TRADUCTION DE L'ITALIEN

PAR LE DOCTEUR

R. GUICHARD DE CHOISITY

Médecin-adjoint des hôpitaux de Marseille, Secrétaire de la Société médico-chirurgicale des hôpitaux,
Vice-Secrétaire de l'Association médicale des Bouches-du-Rhône.

PARIS

LIBRAIRIE J.-B. BAILLIÈRE ET FILS

19, rue Hautefeuille, près le boulevard Saint-Germain.

1875

PRIX : **1** Fr. **25** c.

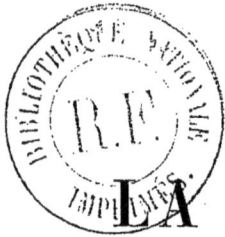

LA PUPILLE

CONSIDÉRÉE COMME ESTHÉSIOMÈTRE

Quelques mots sur le phlegmon du ligament large, par le docteur R. GUICHARD DE CHOISITY. Paris, 1868, 1 vol. in-8 de 64 pages.

•

De l'inflammation et de la circulation, par le professeur M. SCHIFF. Traduction de l'italien, par le docteur R. GUICHARD DE CHOISITY, médecin des hôpitaux de Marseille. Paris, 1873, 1 vol. in-8 de 96 pages.

LA PUPILLE

CONSIDÉRÉE COMME ESTHÉSIOMÈTRE

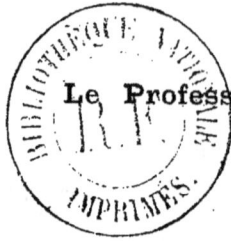

PAR

Le Professeur M. SCHIFF

TRADUCTION DE L'ITALIEN

PAR LE DOCTEUR

R. GUICHARD DE CHOISITY

Médecin-adjoint des hôpitaux de Marseille, Secrétaire de la Société médico-chirurgicale des hôpitaux,
Vice–Secrétaire de l'Association médicale des Bouches-du-Rhône.

PARIS

LIBRAIRIE J.-B. BAILLIÈRE et FILS

19, rue Hautefeuille, près le boulevard Saint-Germain.

—

1875

LA PUPILLE

CONSIDÉRÉE COMME ESTHÉSIOMÈTRE [1]

I

Un estimable journal français , le *Progrès Médical* , dans son numéro du 5 septembre , publie un article fort intéressant : *De l'état de la pupille pendant l'anesthésie chirurgicale produite par le chloroforme — Indications pratiques qui peuvent en résulter, par P. Budin*. L'auteur trouve que, lorsque dans la chloroformisation, la sensibilité est presque éteinte, la pupille, jusqu'alors dilatée, se rétrécit et que toute forte excitation de la sensibilité produit alors un mouvement de dilatation passagère , dernier signe visible de sa persistance. Si on continue encore un peu l'usage du chloroforme , cette dilatation réflexe disparaît. A ce moment, selon l'auteur, l'anesthésie chirurgicale est complète , et c'est alors seulement qu'on devrait commencer les opérations douloureuses.

Nous aussi nous nous sommes depuis quelque temps occupés de la pupille comme esthésiomètre. Bien que nos recherches aient été poursuivies sous un autre point de vue , avec d'autres moyens , et dans un autre but que celles du docteur Budin, nous croyons que nos résultats peuvent contribuer à corroborer et à élucider en partie ceux qui sont contenus dans l'important mémoire du médecin français. Et

(1) Αἴσθησις, sensation et Μέτρον, mesure.
Ce mémoire a été publié dans le journal l'*Imparziale*, de Florence, nᵒˢ des 17 octobre, 2 et 17 novembre 1874.

comme les faits communiqués par lui exciteront certainement l'intérêt des médecins , et donneront probablement lieu à des discussions plus étendues , nous publions aujourd'hui les observations du docteur Foa et les nôtres , bien que pour d'autres motifs nous eussions préféré différer encore pendant quelque temps cette publication.

Ces recherches , qui ne se rapportent que d'une manière indirecte à l'anesthésie chirurgicale, occuperont toute la première partie de ce mémoire; dans la seconde partie, nous examinerons jusqu'à quel point ces faits , que nous pouvons pleinement confirmer, en tant qu'ils se rapportent aux animaux carnivores, nous permettent de mesurer , d'après les mouvements de la pupille, le degré de l'anésthésie, pour déterminer le moment le plus favorable pour les opérations faites pendant le sommeil chloroformique.

Il y a quelque temps, *Miescher* et *Dittmar* instituèrent dans le laboratoire de Leipsick deux séries d'expériences , dans le but d'étudier la transmission de la sensibilisé à la suite de certaines lésions de la moelle épinière. Tout le monde sait combien il est souvent difficile de reconnaître quelque trace de sensibilité chez les animaux immédiatement après une lésion. La sensibilité peut être dissimulée , quand les animaux sont très peureux, comme cela arrive quelquefois chez les lapins et les chiens malades. D'autre part, un animal qui se voit de nouveau toucher après une opération sanglante, peut fuir et crier bien que la partie lésée soit insensible. Quiconque a fait beaucoup d'expériences, connaît cette source d'erreur, et nous avons déjà exposé d'autres fois comment nous avons pu l'éviter en faisant l'opération pendant l'anesthésie complète et en prolongeant beaucoup le temps de l'observation. *Miescher* et *Dittmar* firent leurs opérations sur des animaux immobilisés par le curare , et pour reconnaître ensuite l'existence et le degré de la sensibilité dans les parties lésées, ils se sont servis de l'augmentation de la pression dans les vaisseaux, augmentation de pression qui se produit encore chez les animaux curarisés, après l'irritation d'une partie dont la sensibilité est encore transmise aux centres. Cette augmentation de pression est indépendante de la volonté de l'animal, et ses divers degrés paraissaient aussi indiquer des différences dans le degré de sensibilité. La rapidité avec laquelle l'augmentation se produit, devait indiquer la vivacité de la sensation. Tout cela paraît très ingénieux, mais la méthode ne résiste pas à un examen un peu sérieux.

Les auteurs de cette méthode ont, a ce qu'il paraît, oublié ce qui a été prouvé depuis longtemps, que la réflexion des éléments sensibles aux nerfs vasculaires, qui font augmenter la pression, se fait déjà en partie dans un segment de la moelle épinière séparé de l'encéphale et de la moelle allongée, de sorte qu'une *faible* élévation de la pression ne peut être donnée comme un signe *certain*, ainsi que le veulent ces auteurs, qu'une sensation produite par une irritation ait été transmise à travers un segment lésé de la moelle épinière. Une élévation *forte* prouverait tout au plus que l'effet de l'irritation a été transmis jusqu'à la moelle allongée où se fait la réflexion. Miescher a donc raison de conclure de ce phénomène à l'existence d'une transmission *centripète* ; mais comme il n'était pas prouvé que la transmission par cette voie se fît jusqu'au *cerveau*, il n'est pas autorisé à conclure en outre que cette transmission soit l'indice d'une sensation ou de la persistance de la sensibilité dans les parties situées au-delà de la lésion de la moelle. En effet, les contradictions dans lesquelles se trouvent ces auteurs avec le résultat d'autres méthodes plus ou certainement aussi sûres, et avec des expériences tant de fois répétées, auraient dû les rendre plus prudents dans leur critique et dans leur jugement.

Reconnaissant qu'il serait très avantageux de trouver un signe de sensibilité indépendant des mouvements volontaires de l'animal, et qui persisterait dans l'immobilité produite par le curare, j'ai cherché et trouvé ce signe dans la dilatation de la pupille. J'ai même trouvé *plus* que je n'avais cherché. Si un chien ou un chat empoisonné par le curare est devenu tout à fait immobile, en sorte que la vie doive être conservée au moyen de la respiration artificielle, la pupille reste encore pendant quelque temps sensible aux variations de la lumière, qui tombe sur la rétine. La lumière restant la même et étant d'une intensité médiocre, toute excitation de la sensibilité d'une partie quelconque du corps produit une dilatation de la pupille. Cette dilatation *paraît* être plus forte que celle produite par une irritation de la même intensité, chez un animal incomplètement curarisé ou dans l'état normal. Mais il est possible que cette appréciation soit erronée, parce que l'observation devient plus facile lorsque le bulbe de l'œil et les paupières sont devenus immobiles.

La dilatation de la pupille se montre aussi — et c'est là un point essentiel pour l'application à la pratique chirurgicale — quand l'excitation sensible *n'est pas douloureuse*, mais *provoque seulement la sensibilité tactile* dans une certaine étendue de la périphérie du corps.

Si, par exemple, chez un chien complètement curarisé, on prend seulement avec la main toute la patte postérieure ou antérieure d'un côté, sans exercer de compression, sans aucune violence, la pupille se dilate, mais elle se dilate plus fortement, quand on comprime la partie. Ainsi le contact de la langue, du nez, de la poitrine produit une dilatation légère et fugitive de la pupille.

De cette manière nous pouvons reconnaître, par l'indice pupillaire, chez l'animal curarisé, des sensations dont à l'état normal il aurait été impossible de soupçonner l'existence ; et ce moyen pourra nous servir à examiner si certaines parties, dont jusqu'ici l'expérience n'a pu démontrer la sensibilité, la possèdent soit à un degré minime, soit sous la forme de sensibilité tactile. On verra que les expériences faites suivant cette méthode nous ont donné des résultats nouveaux et très intéressants, tant pour la physiologie que pour la pathologie. Il n'existe dans l'organisme presque pas un organe ou un tissu insensible, bien qu'il y en ait beaucoup qui, à l'état normal, ne soient pas sensibles à la douleur. Mais j'ai eu la satisfaction de voir que, comme je l'avais déjà reconnu par d'autres moyens d'observation, toute la moelle épinière est insensible, abstraction faite des cordons postérieurs.

Il est presque inutile d'ajouter que cette conclusion n'implique pas la négation des faits observés dans l'école de Leipsick, faits qui sont parfaitement exacts, mais qui ont été mal interprétés.

La dilatation de la pupille est d'autant plus forte que la sensation qui la produit est plus vive, mais la dilatation croît aussi un peu au commencement avec la *durée* de l'irritation.

En rapprochant nos moyens d'investigation de ceux employés à Leipsick, nous pouvons conclure :

1° Que la dilatation de la pupille se montre déjà après une irritation momentanée, qui n'altère pas la pression du sang ;

2° Que la dilatation se manifeste aussi après une sensation faible de contact, qui n'agit pas encore sur la pression du sang ;

3° Que, comme je le prouverai encore, la dilatation de la pupille correspond toujours à une véritable sensation cérébrale, tandis que l'augmentation de la pression accompagne aussi les irritations dont l'effet, sans être perçu, se perd dans la moelle allongée ou spinale.

Maintenant laissons la parole au Docteur Foa pour l'exposition des faits qu'il a observés dans notre laboratoire.

M. Schiff.

NOTE DU DOCTEUR FOA.

1re *expérience*. — Chien de moyenne taille, éthérisé. On découvre la moelle lombaire, avec une hémorrhagie relativement minime. On enlève, avec une pince, une petite portion des cordons postérieurs, laissant ainsi libres un bout central et un bout périphérique. L'irritation mécanique et électrique de ces bouts donne lieu à une forte dilatation de la pupille. La dilatation se produit aussi, lorsque l'on

porte l'irritation sur un autre point quelconque dans le voisinage du bout antérieur ou du postérieur. L'irritation de la
substance grise des cordons antérieurs et latéraux, dans le
point resté dénudé, ne donne lieu à aucune dilatation. Avant
que le mouvement des extrémités postérieures fut rétabli, on
coupa la moelle immédiatement au dessous de la moelle allongée et l'on pratiqua la respiration artificielle. Les yeux et les
pupilles sont encore mobiles; mais l'irritation du bout des
cordons postérieurs, qui auparavant faisait crier le chien, ne
produit plus la mydriase, mais donne seulement lieu à quelques mouvements reflexes dans les épaules et les parties su-
périeures du tronc.

2me *expérience.* — Chat blanc de forte taille. Injection
de curare dans la cavité abdominale — respiration artificielle
— la section de la peau et des muscles amène la dilatation de
la pupille ; — on découvre le nerf sciatique et on le coupe —
dilatation ;—on excite le bout *périphérique* du sciatique coupé,
— faible dilatation; — on excite le bout *central* — forte dilatation. On excite un rameau resté intact — forte dilatation ;
on découvre la moelle lombaire, on enlève les cordons postérieurs, on irrite la portion centrale des cordons postérieurs et
on obtient de la dilatation. Si on irrite la portion périphérique, la dilatation est très petite ; si l'excitation porte sur la
substance grise et les cordons antéro-latéraux, on n'obtient
aucune dilatation. — Les cordons postérieurs étant coupés,
on irrite le rameau musculaire du sciatique et la dilatation
se produit encore. — On sectionne la moelle allongée dans
la portion où elle offre sa plus grande largeur et alors, en
portant l'irritation sur une partie sensible quelconque, aucun
mouvement de la pupille ne se manifeste plus.

3me *expérience.* — Chien fort et jeune , complètement
éthérisé. Après avoir ouvert, sans grande hémorrhagie, le
canal vertébral dans la région lombaire supérieure, on ouvre
les méninges et on fait sur un long trajet l'extirpation des
cordons postérieurs. Les cordons sont parfaitement divisés en

deux parties. A la suite de l'extirpation se produit immédiatement une hémorrhagie de la substance grise ; puis on laisse
l'animal en repos pendant plus d'une heure. — Bientôt se
montrent de nouveau des mouvements dans les extrémités
postérieures, et l'on peut y démontrer, ainsi que dans la
queue, la sensibilité douloureuse. — Toute compression di-
gitale des extrémités qui ne va pas jusqu'à produire le mouvement, donne lieu à une dilatation de la pupille qui est
plus forte lorsqu'elle est accompagnée du mouvement de la
tête. Les extrémités postérieures se montrent souvent plus
excitables que les extrémités antérieures. Après un quart
d'heure, on curarise l'animal incomplètement et on pratique
la respiration artificielle : mouvements imperceptibles du globe
oculaire et des paupières. — On applique le manomètre dans
la carotide gauche : la pression est à 80, puis monte à 100
pour s'arrêter entre 106 et 112. — L'animal est sur le ventre,
la tête élevée, l'œil gauche fixé pour l'observation de la
pupille qui est bien mobile. La moelle n'est pas recouverte de
sang. On irrite la substance grise et les cordons latéraux et on
obtient une augmentation de la pression qui monte jusqu'à
140-150, *mais il ne se produit aucun mouvement de la pupille.*
— L'irritation mécanique et une excitation électrique faible
des cordons latéraux, amènent l'*augmentation de la pression
sans aucun mouvement de la pupille.* — Lorsque le courant est
assez fort pour produire un tremblement, de sorte que le
courant étend son action sur les cordons postérieurs, bien
que ceux-ci ne soient pas excités directement, la pression
augmente encore, mais la pupille n'offre encore aucun chan-
gement ; et son état n'est modifié que lorsque on augmente
l'intensité du courant. — Courant très fort, secousses du
corps de l'animal, surtout dans la portion lombaire, — tremblement violent de l'extrémité antérieure, — la pupille se
dilate un peu, mais revient sur elle-même, avant que le courant ait cessé de parcourir la moelle ; la pression s'élève et se
maintient pendant tout le temps de l'excitation. Quand avec
ce courant on approche les aiguilles des bouts des cordons
postérieurs, on a une plus forte réaction sur la pupille, réac-

tion qui reste pourtant passagère, tandis que la pression se maintient aux environs et un peu au-dessus de 180 $^m/_m$. — On revient à l'excitation mécanique de la partie dénudée et on n'a aucun mouvement du côté de la pupille. — Elévation rapide mais pas forte de la pression. Cette dernière, qui était revenu à 110, s'élève seulement à 120-122. Aucune nouvelle irritation électrique ne donne un résultat analogue au premier.

Le courant peut s'écarter faiblement du côté des moteurs des extrêmités antérieures et produire du tremblement, sans qu'il y ait de réaction sur la pupille.

En rapprochant davantage le courant des cordons postérieurs, on agit sur la pupille d'une manière passagère, tandis que l'augmentation de la pression est constante.

On tue l'animal par la destruction de la moelle allongée.

La pression tombe aux environs de zéro. — Le pouls est très rare, puis fréquent ; l'animal meurt.

4me *expérience*. — Un autre chien de grande taille est éthérisé. On découvre la moelle au niveau de la région lombaire supérieure et de la dernière vertèbre dorsale. Le cordon postérieur est mis à nu dans la moitié céphalique de la partie découverte. — L'opération a été laborieuse parce que l'animal est vieux. — L'éthérisation, qui était très profonde, ne disparaît que beaucoup plus tard. — L'irritation des bouts postérieurs du cordon postérieur, amenait la dilatation de la pupille ; on obtint le même résultat avec les courants les plus faibles. Le même fait se produisait aussi dans le voisinage de la section antérieure des cordons postérieurs. L'irritation électrique des extrêmités postérieures, alors que les cordons postérieurs étaient déjà coupés, produisit des contractions musculaires et une forte dilatation pupillaire. Lorsqu'avec un courant affaibli on irrite la partie dénudée, on ne donne lieu qu'à la contraction de quelques muscles lombaires correspondants, mais il ne se produit aucune dilatation de la pupille, ni aucun autre mouvement visible du corps. La partie dénudée pouvait être parcourue par le courant, tant dans le sens longitudinal que dans le sens transversal, sans que la dilatation pupillaire se produisit. L'irritation du moignon supérieur des cordons coupés, produit la contraction des membres et la dilatation de la pupille; celle du moignon inférieur dilate la pupille.

5ᵐᵉ *expérience*. — Chien de moyenne taille, maigre, sain. — Injection de curare dans la jugulaire, respiration artificielle. — On prépare, en liant plusieurs vaisseaux, les ganglions cervicaux moyen et inférieur du sympathique avec la racine du recurrent du côté droit. On isole un rameau faisant communiquer ces deux ganglions. Dans quelques expériences préparatoires, on irrite la peau par une secousse d'un courant induit, qui donne quelquefois lieu à une faible dilatation de la pupille. Deux secousses de suite donnent toujours une dilatation, et l'on voit qu'elle se produit longtemps après l'irritation. Lorsqu'on irrite le rameau communiquant, la pupille se dilate. — Lorsqu'on irrite le ganglion cervical inférieur, en fixant les aiguilles dans sa substance, il y a une forte dilatation de la pupille. — Pendant le passage du courant, le pouls d'abord s'accélère un peu pendant les dix premières secondes, puis devient irrégulier et se ralentit d'une ou deux pulsations au dessous de la normale. — Si l'on irrite la racine du recurrent, il n'y a pas d'action sur la pupille. — Le rameau cardiaque du nerf vague n'agit pas sur la pupille, et rend le pouls irrégulier, un peu lent. Dans une seconde expérience, le même rameau produit un ralentissement considérable. — Le recurrent, dans le voisinage du larynx, n'agit pas sur la pupille et donne lieu à une augmentation de la fréquence du pouls.

6ᵉ *expérience*. — Petit chien noir. — Injection de curare dans la jugulaire. — Respiration artificielle. — Manomètre dans la carotide gauche. — Pression 80-85. — On découvre le muscle tibial, la pupille présente de petites oscillations dans le sens de la dilatation, qui font défaut lorsqu'on enfonce les aiguilles dans le muscle même. L'excitation de la peau amène l'élargissement de la pupille. — Celle du muscle donne lieu à de petites oscillations. — On ouvre le ventre , dilatation. — On excite avec le courant induit diverses portions d'intestin, l'estomac, les reins, la rate, l'ovaire, la pupille ne réagit pas. — On obtient peu de dilatation par l'excitation du splanchnique.— Enfin, toute sensibilité ayant disparu, toute irritation donnait encore une augmentation de la pression.

7ᵉ *expérience*. — Chien de moyenne taille. — Injection de curare dans la jugulaire. — Respiration artificielle. — On irrite la peau et la pupille se dilate. Elle se dilate beaucoup moins à la suite de l'irritation des muscles. — On ouvre la cavité abdominale, dilatation. — On plante les aiguilles dans l'intestin en divers endroits, dilatation. — On irrite par l'électricité, la pupille ne réagit pas. — On tiraille les intestins, la pupille se dilate. — On tiraille et on comprime les reins, la pupille se dilate ; la compression seule donne une dilatation moindre. L'irritation électrique n'en donne aucune. Donc l'excitation mécanique agit , l'excitation électrique n'agit pas. Lorsque celle-ci produit la mydriase (peau, muscles), l'action est précédée d'un très léger resserrement instantané, bientôt suivi de mydriase (1). Lorsque c'est l'irritation mécanique qui agit , la mydriase n'est précédée par aucun resserrement et elle se produit lentement quelque temps après l'irritation.

8ᵉ *expérience*, — Petit chien. — Injection de curare dans la jugulaire. — Respiration artificielle. — On ouvre la cavité abdominale , dilatation de la pupille. — On applique les aiguilles sur divers points de l'intestin ou de l'estomac, aucune dilatation. — On irrite par l'électricité , rien. — On prend entre les doigts diverses portions d'intestin , on exerce sur elles une traction modérée ou on les comprime et on obtient la dilatation de la pupille.

(1) M. Schiff avait depuis longtemps déjà observé que, dans beaucoup de cas, chez des chiens et des chats, un resserrement faible et très fugace précède la mydriase obtenue par l'irritation électrique du sympathique au cou.

9ᵉ *expérience*. — Chat de moyenne grosseur. — Injection de curare dans la jugulaire. Respiration artificielle.— On incise la peau, dilatation de la pupille ; même résultat, par la section du tissu cellulaire sous-cutané. — On découvre le tendon d'Achille et on l'irrite avec un appareil d'induction, la dilatation se produit. (Si la pupille est en plein exposée à la lumière, l'excitation directe est plus forte que l'excitation réflexe et la pupille se rétrécit.) — On trépane le crâne en deux points, l'un postérieur à l'autre. On irrite le cerveau avec la dure-mère, dilatation. On renouvelle l'excitation et on obtient le même résultat ; le pouls, dans les deux cas, est accéléré. Lorsque l'on cesse l'irritation prolongée précédente, la pupille reste en état de mydriase et il s'écoule une abondante salivation qui, après une minute environ, cesse en même temps que la pupille se rétrécit. — Irritation de la substance cérébrale en arrière, dilatation modérée, augmentation du pouls. — Irritation de la substance cérébrale, en avant, dilatation, augmentation du pouls. — Nouvelle excitation, comme la précédente, par l'ouverture antérieure, la pupille ne réagit presque pas tandis que les battements du cœur sont accélérés. Donc l'irritation directe se produit encore, tandis que l'irritation réflexe a disparu. — On pratique l'excitation par l'ouverture postérieure, dilatation faible, aucun mouvement d'accélération cardiaque. — L'irritation des couches profondes du lobe antérieur ne produisait pas la mydriase. Celle du lobe postérieur amenait au contraire la dilatation.

10ᵉ *expérience*. — Chat de grosseur moyenne. — Injection de curare dans la jugulaire. — Respiration artificielle. — On découvre le tendon d'Achille, dilatation de la pupille. — On pratique l'excitation du muscle dans la substance du tendon soigneusement isolée et dans sa section transversale, et non plus dans le tissu cellulaire sous-cutané et péritendineux ; la dilatation de la pupille se produit toujours, mais à un degré minime pour les muscles, plus fortement pour les tendons, plus du tout pour le tissu cellulaire sous-cutané.

On trépane le crâne en deux points , on découvre soigneusement les circonvolutions , on introduit les aiguilles et la
pupille se dilate. L'irritation , par un courant d'induction,
amène une dilatation très forte. L'irritation cesse, la dilatation se maintient et une forte salivation se produit. Lorsqu'on irrite de nouveau, l'action est de beaucoup diminuée.
— En irritant le lobe postérieur, la dilatation est petite. On
pratique l'irritation dans un autre point et le résultat est
toujours le même. Cette irritation n'a aucune influence sur
le mouvement cardiaque.

11ᵉ *expérience.* — Petit chien. — Injection de curare dans
la veine jugulaire ; respiration artificielle. — On irrite le
muscle jambier antérieur , petite dilatation de la pupille.—
On irrite le tendon d'Achille soigneusement isolé , dilatation
faible mais plus forte que la précédente. — On irrite la peau
et le tissu connectif sous-cutané, forte dilatation.

On fait la trépanation du crâne dans un point correspondant au lobe postérieur ; on irrite et il se produit une dilatation modérée de la pupille, mais pas la moindre accélération
du cœur.

12ᵉ *expérience.* — Chien incomplètement curarisé. — Respiration artificielle. — On découvre le tendon d'Achille du
côté où quelque temps auparavant on a fait la section du
sciatique. — L'incision de la peau et du tissu connectif souscutané produit la dilatation ; celle du tendon vers le talon
n'amène rien. L'irritation du bout central donne lieu à une
petite dilatation.

On trépane le crâne, l'animal meurt.

13ᵉ *expérience.* — Petit chien. — Injection de curare dans
la jugulaire , respiration artificielle. — On découvre la moitié antérieure du crâne. — Trépanation. — Enlèvement de la
dure-mère et de l'arachnoïde. — On plante les aiguilles.— La
pupille se dilate à la suite de l'irritation mécanique. En faisant passer un courant induit, la pupille s'élargit en raison
directe de la force du courant.

On applique une pile de huit petits Daniell et on ferme le circuit ; la pupille s'élargit visiblement, et plus encore si on fait de rapides interruptions. Cet élargissement est accompagné de mouvements courts et instantanés des membres, lorsqu'on ferme le courant. On cherche à éviter le contact de la peau et du bord de la dure-mère. — On enfonce les aiguilles profondément et on obtient l'élargissement de la pupille, quand l'irritation de la couche superficielle ne l'amenait plus.— L'autopsie démontre que l'irritation fut portée dans le lobe antérieur du cerveau.

14° *expérience*. — Chien médiocrement curarisé ; respiration artificielle. — On incise la peau de la nuque et on fait la trépanation de la moitié inférieure de l'occiput. — On enfonce les aiguilles dans le cervelet : aucune action sur la pupille. — On excite par l'électricité, pupille immobile. — L'irritation de la muqueuse gingivale et des autres parties sensibles produit un peu de dilatation. — L'irritation des dents ne donne pas de dilatation.

15° *expérience*. — Petit chien. — Injection de curare dans la jugulaire ; respiration artificielle. — On pratique la trépanation occipitale comme ci-dessus , juste au-dessus de la région de la moelle allongée ; abondante hémorrhagie veineuse, qui se produisit aussi dans le cas précédent ; on attend quelque temps, puis on plante les aiguilles dans le cervelet. — L'irritation électrique faible donne une dilatation presque nulle de la pupille. — En augmentant la force du courant, on obtient la dilatation et l'accélération des mouvements cardiaques. — On répète plusieurs fois l'irritation en variant l'intensité et on obtient le même résultat. — Lorsque le courant est fort, il se produit une légère déviation sur la moelle allongée, de sorte que l'animal éprouve de petites secousses du tronc et des membres , une légère mydriase et l'accélération du cœur.

16ᵐᵉ *Expérience*. — Chat pas encore curarisé. — On saisit et on tiraille un membre postérieur. — Dilatation de la pupille, mais aucun signe de douleur.

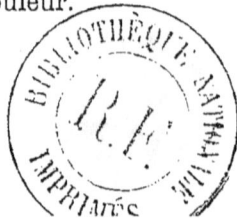

3

CONCLUSION.

Les mouvements de dilatation qui se produisent dans la pupille correspondent quelquefois à des stimulus si légers, qu'on peut considérer cette dilatatation comme le meilleur réactif de la sensibilité. En effet, lorsque se produit une excitation de très courte durée, qui ne se manifeste ni par des signes de douleur, ni par aucun mouvement visible, ni par l'augmentation de la pression, la pupille donne par sa dilatation le signal de l'excitation produite.

Pour que, toutefois, ces effets se produisent, il faut absolument que les voies qui conduisent au centre soient dans leur intégrité, puisque c'est par elles que doivent passer les excitations avantdeproduire la dilatation pupillaire. La preuve de ce fait est dans la section de la moelle allongée, après laquelle il est impossible d'amener la mydriase avec quelque excitation périphérique que ce soit. Si, lorsque le sciatique a été coupé à la hauteur du trocanter, après la section des cordons postérieurs, nous obtenons la dilatation de la pupille en irritant les bouts, cela dépend de l'intégrité de la voie de transmission vers le centre, c'est-à-dire de la substance grise. Lorsqu'on excite les bouts restant des cordons postérieurs excisés, il y a encore transmission, et ce qui le prouve, c'est que cette excitation amène des mouvements de contraction dans les membres, en même temps que l'animal donne des signes de douleur et fait des mouvements volontaires. Nous avons noté que lorsqu'on excite par l'électricité la substance grise ou les cordons antérieurs ou latéraux, on produit l'augmentation de la pression et non la dilatation de la pupille. Cela démontre que l'excitation n'est pas transmise aux nerfs pupillaires, mais seulement aux nerfs vasculaires qui, en se contractant, font monter la pression du sang. L'irritation de la peau, qui est si riche en nerfs, et par conséquent très sensible, donne lieu à une énorme dilatation de la pupille qui se montre même lorsque l'excitation est trop faible pour produire la douleur. La pression seule d'un point de la superficie du corps peut donner un mouvement de la pupille. L'excitation électrique du muscle, qui est beaucoup moins sensible que la peau, donne une dilatation moindre de la pupille. L'irritation portée dans la substance du tendon produit une dilatation, qui est plus forte que celle résultant de l'irritation du muscle, et moins forte que celle qu'amène l'irritation de la peau ou du tissu cellulaire sous-cutané. Cela prouve que, même dans le tendon, il existe une certaine sensibilité quelque faible qu'elle soit.

Il faut remarquer les divers modes d'action de l'intestin à l'égard de la pupille : lorsqu'on l'irrite avec l'appareil d'induction, il ne se produit pas de dilatation ; tandis que la pupille se dilate lorsqu'on la comprime ou la tiraille. La différence de nature de l'excitation a donc, dans ce cas, un résultat différent.

Le cerveau, que tout le monde considère comme insensible, montre, lui aussi, une certaine sensibilité, puisque l'irritation faible de sa superficie, tant en avant qu'en arrière, amène la dilatation de la pupille. Cette dilatation est accompagnée de l'accélération du pouls, lorsque l'irritation est portée dans les quatre cinquièmes antérieurs environ, et cette excitation du pouls, que le professeur Schiff a démontré se produire par voie directe, se maintient pendant quelque temps encore après que la dilatation, de nature reflexe, de la pupille a cessé de se manifester.

Lorsque l'irritation des couches superficielles ne produit plus la mydriase, on peut encore l'amener par l'irritation des couches profondes.

L'irritation du cervelet a donné des résultats négatifs à l'égard de la pupille, lorsqu'on agissait sur lui avec des courants faibles. Si, au contraire, on faisait usage d'un courant fort, une faible portion de ce courant pouvait se dévier sur la moelle allongée et produire pendant un certain temps la dilatation de la pupille et l'accélération du cœur, laquelle manquait et se changeait même en ralentissement quand le courant était très fort.

Tels sont les résultats de ces recherches, résultats qui invitent à en produire d'autres encore, afin de mieux établir les services que peut rendre la pupille comme moyen esthésiomètre. Pour le moment, il nous suffit d'avoir démontré qu'on peut avoir dans la pupille un excellent réactif de la sensibilité, et qu'on peut même, par son entremise, arriver à la confirmation de faits importants relatifs à la physiologie des centres nerveux, et à la découverte de faits nouveaux, par exemple de la différence d'action de la partie antérieure et de la partie postérieure du cerveau.

Dr Pio Foa.

Il y a près de deux années que je conserve ce manuscrit du docteur Foa, qui s'est distingué depuis lors par divers travaux en anatomie pathologique. Depuis ce temps jusqu'à ce jour, les observations sur la pupille ont été répétées et confirmées avec l'aide des docteurs Mosso, Corso, Herzen et Henry Schiff, de New-York. La sensibilité du cerveau, parfaite dans ses quatre cinquièmes antérieurs, a été prouvée, ainsi que celle des corps striés et des couches optiques. On pouvait confirmer ce que j'avais dit ailleurs, que la sensibilité des couches optiques augmente vers la base, vers le pédoncule du cerveau. La sensibilité du cervelet restait encore dans le doute, parce que, comme je l'ai déjà indiqué en 1845, il contient des éléments, et cela dans toute sa largeur, qui donnent le mouvement au globe oculaire. Il était encore impossible de constater la sensibilité des corps quadrijumaux et de diverses régions de la moelle allongée. La dure-mère cérébrale était sensible, plus vers les parties latérales que sur la ligne médiane. La sensibilité de la dure-mère spinale restait probable, mais pas encore assez sûre.

Les tendons se montraient sensibles dans la partie voisine des muscles, et dans certains cas, dans toute leur moitié supérieure. Les muscles bien isolés étaient sensibles à l'irritation mécanique et électrique, sensibilité qui paraît être due aux nerfs qui se distribuent au tissu connectif intrafasciculaire. Le périoste du tibia et des os de l'avant-bras chez les chats était sensible, ainsi que les parois de la cavité médullaire de ces os.

Etant données ces observations, nous ne croyons pas nous tromper en généralisant les faits et en affirmant qu'il n'y a pas de tissu, pouvant devenir douloureux dans les cas pathologiques, qui ne possède déjà, à l'état physiologique, un certain degré de sensibilité tactile.

La dilatation de l'iris, dans les cas observés, est due au filet pupillaire du sympathique cervical. Elle manque dans tous les cas où ce filet a été coupé, et fait encore défaut quelques semaines après la section, alors que la pupille a déjà repris en apparence une motilité parfaite et se dilate sensiblement dans l'obscurité et sous l'action du chloroforme.

Dans l'empoisonnement par le nitrite d'amyle (administré par inhalation) il existe une période que nous n'avons pas observée dans tous les cas, parce que souvent la mort survient d'une manière inattendue, période dans laquelle la sensibilité peut être conservée partout et se manifester aussi par les cris de l'animal, et dans laquelle cependant la pupille *ne se dilate pas* sous l'influence d'excitations assez sensibles. Dans tous les cas que nous avons examinés à cet égard, il se montrait déjà, peu de temps après le début de l'inhalation, un très grand affaiblissement de la dilatation pupillaire tandis que la sensibilité était conservée.

C'est là l'inverse de ce que Budin a observé pour le chloroforme.

Il était essentiel de prouver par des expériences appropriées que la transformation de l'impression sensible en dilatation pupillaire se fait réellement au siège de la *conscience*, c'està-dire dans le cerveau et non dans la moelle épinière, dont la partie thoracique donne naissance au nerf moteur chargé de transmettre à la pupille l'impulsion motrice. Dans une première série, composée seulement de deux expériences, il fut prouvé que la réflexion ne se fait pas dans la moelle spinale, parce qu'elle manquait entièrement chez deux chats dont on avait sectionné la moelle allongée un peu au dessous du pont de varole. L'irritation électrique du nerf sciatique, chez ces chats, amena, sous l'influence du curare, une élévation notable de la pression sanguine, mais point de dilatation pupillaire.

Sur d'autres animaux opérés pendant l'éthérisation, puis empoisonnés par le curare, on enleva les lobes cérébraux. Les expériences faites sur des chiens et des chats se divisent en deux séries. Dans la première, on coupa toute la portion medullaire des lobes qui sort en avant des corps striés, mais on laissa ce qui sort latéralement de la *queue* du corps strié, et se continue avec le lobe moyen. La partie postérieure du lobe moyen avait aussi été laissée. Dans ces cas, il fallait de fortes excitations de la sensibilité pour produire *lentement* une faible dilatation de la pupille. Le ralentissement de la réflexion était ce qui frappait surtout l'observateur.

Enfin, après l'extirpation totale des lobes cérébraux, l'iris, comme on sait, subissait les influences de la lumière et des divers mouvements de la tête et du globe oculaire, mais il resta immobile malgré de fortes excitations galvaniques des nerfs sensibles de la partie postérieure du corps et des excitations mécaniques des nerfs sensibles de la partie antérieure. L'observation, dans ces cas, ne fut prolongée que pendant 10 à 15 minutes.

II

Nous sommes maintenant suffisamment préparés, pour porter un jugement sur l'opinion émise par Budin, relativement au moment le plus favorable pour les opérations chirurgicales, pratiquées pendant le sommeil chloroformique. Etant admis — mais non accordé — que les faits observés par Budin soient constants, c'est-à-dire que dans tous les cas de chloroformisation suffisamment continuée, les pupilles d'abord dilatées se rétrécissent plus ou moins longtemps après la cessation de l'excitation, que les pupilles retractées montrent encore pendant quelque temps un mouvement de dilatation, après toute irritation nerveuse, et qu'enfin les pupilles, malgré toute irritation, restent dans un état permanent et uniforme de constriction (atrésie, comme dit Budin) ; pouvons nous conclure de ces faits, que pour éviter réellement la douleur et pour avoir l'action analgésique du chloroforme, on doive attendre ce dernier stade de son action avant de commencer une opération ?

Cette question est très importante, parce qu'on sait que, plus l'action du chloroforme est prolongée, plus elle devient périlleuse, et dans les expériences dans lesquelles on avait obtenu, comme Budin, une contraction de la pupille, ou un commencement de contraction, les animaux étaient déjà proche de la mort.

L'affirmation de la question soulevée serait ainsi une condamnation de la chloroformisation beaucoup plus énergique que celle que nous et tous les autres adversaires du chloroforme, avons pu prononcer jusqu'ici.

Baudens, qui fut toujours un chaud défenseur du chloroforme, contre toutes les accusations dirigées contre cet agent, et qui nie que la chloroformisation pratiquée selon ses préceptes puisse jamais devenir périlleuse ; Baudens qui, étant à la tête de la chirurgie militaire en France, a pour lui l'appui d'une très riche expérience dit, dans une note lue à l'Académie des Sciences, en juillet 1853, reproduite dans le *Moniteur des Hôpitaux* : « Il résulte, et nos convictions n'ont pas « varié sur ce point, que de l'instant où l'on est arrivé à sus- « pendre les mouvements des muscles de la vie animale, il « y a danger de mort, parce que rien ne garantit contre l'en- « vahissement du bulbe rachidien. » Il prescrit, pour éviter tout danger et atteindre le but, de prolonger la chloroformisation jusqu'à l'abolition de la sensibilité, mais de ne jamais aller jusqu'à la complète résolution des muscles de la vie

animale. Il ajoute plus loin : « Les signes qui font connaître
« que le *sentiment* est seulement suspendu, sont les suivants
« Quand le chloroforme agit, nous pinçons légèrement la
« main du patient, en lui disant : Que vous fait-on? Il ré-
« pond tranquillement : Vous me pincez. Nous continuons
« et bientôt il répond, avec une vivacité toujours croissante,
« bien qu'il n'ait pas été pincé plus fortement : Vous me
« pincez, vous me pincez, vous me pincez : puis ses réponses
« ne sont plus en harmonie avec la situation ; le malade se
« met à chanter , à parler , à prononcer des paroles incohé-
« rentes. Il y a, il est vrai, un peu d'agitation , mais légère,
« autant qu'il en faut généralement pour assurer l'opéra-
« teur que tout mouvement n'est pas aboli , mais la faculté
« de percevoir les sensations est suspendue, tandis qu'il reste
« un peu de contractilité , et ce serait le meilleur moment
« pour suspendre l'inhalation du chloroforme et commencer
« l'opération.»

Baudens dit enfin dans ses conclusions, que si involontai-
rement on a prolongé l'administration du chloroforme jusqu'à la résolution générale des muscles , *on mettra en œuvre
immédiatement quelques-uns des moyens qui seront indiqués,
pour rétrograder au plus vite jusqu'au premier degré de l'anesthésie.* Je sais que d'autres chirurgiens sont plus hardis et
poussent la chloroformisation jusqu'au début de la résolution, jusqu'à la cessation de tout mouvement visible. Mais à
peine arrivé à cet état, on enlève le chloroforme et on ne le
reprend que lorsque se montrent de nouveaux signes de réaction musculaire. Et d'après nos expériences , la résolution
musculaire *précède encore de beaucoup* le commencement du
rétrécissement de la pupille chez les chiens sur lesquels on
peut, sans amener la mort, obtenir ce dernier symptôme,

Il est vrai que Budin dit que, dans ses expériences, la résolution et la contraction de la pupille jusqu'à l'atrésie se suc-
cédèrent presque immédiatement , mais nous n'avons pas eu
dans un seul cas la confirmation de ce fait, même lorsque
nous nous sommes servi , autant que cela nous a été possible , de la méthode de chloroformisation employée par
Budin.

Il paraît que le chloroforme français laisse aussi quelquefois un laps de temps très grand entre la résolution musculaire
complète et la constriction de la pupille. Autrement nous ne
pourrions pas nous expliquer les résultats obtenus par Gubler,
qui, chez des hommes chloroformés jusqu'à l'immobilité,
a constaté que la pupille était dilatée, et ne parle pas de la
constriction qui succède à cette dilatation, constriction qui
n'aurait pas échappé à ce pénétrant observateur, si le chloroforme l'avait produite.

Mais laissons là la discussion sur la constance des faits : il
suffit qu'il y ait des chiens chez lesquels on puisse confirmer
les observations de Budin. Chez ces chiens, la pupille au commencement du rétrécissement, malgré la résolution générale,
peut se dilater lorsqu'on irrite plus ou moins fortement une
partie périphérique du corps.

Et d'après ce qui précède, nous devons dire que, dans ces
cas, la sensation était encore transmise au cerveau, que la
sensibilité n'était pas complètement éteinte. Serait-il permis
d'en conclure que, dans les cas où la pupille *ne se contracte pas*
et reste dilatée jusqu'à la mort ou jusqu'au moment de mou-
rir, la sensibilité a persisté pendant l'acte de la chloroformisation ?

C'est impossible, nous ne pouvons le nier. Faut-il donc
conclure que, dans toutes les opérations faites selon les préceptes de Baudens, que dans tous les cas où le malade a
chanté et ri pendant l'opération, dans tous les cas où le malade était seulement arrivé à la résolution générale avec
dilatation persistante de la pupille, la chloroformisation
n'avait pas atteint le but proposé et le malade avait senti les
douleurs de l'opération ? Budin paraît l'admettre, puisqu'il
reconnaît comme seul indice de la période favorable aux
opérations, le moment où la pupille reste immobile et contractée, moment où, selon nos communications antérieures,
la vie est en très grand danger, et où chez les chiens, la mort
est plus fréquente que le réveil. Mais les choses ne sont pas
si désespérées pour le chloroforme. Si d'une part on doit
reconnaître, avec Budin, que la transmission de la sensibilité

se fait tant que la pupille est mobile; d'autre part, on connaît aujourd'hui un très grand nombre de cas où le malade s'agitait vivement pendant l'opération , se plaignait ou criait sous le couteau, et assurait pourtant à son réveil n'avoir rien senti pendant l'opération ; et j'ai vu moi-même des malades anesthésiés par l'éther, qui, malgré leurs vives agitations, étaient très étonnés, en se réveillant , d'apprendre que l'amputation avait été faite, et ne voulaient le croire qu'après s'en être assurés par la vue et le toucher. Tout chirurgien connaît des cas semblables se rapportant ou à l'anesthésie par le chloroforme ou à celle par l'éther.

C'est en vain que l'on cherchera à concilier ces expériences avec celles de Budin, en admettant que l'état cérébral produit par l'anesthésique a empêché l'impression de la douleur, dont la perception existait réellement, de se fixer dans le cerveau , de manière que le souvenir n'en existait pas au réveil. Nous savons qu'il est telles dispositions du cerveau, dans lesquelles ou le souvenir de ses affections manque absolument , ou il ne reste autre chose que la conscience de l'existence d'une affection , sans qu'on puisse se rappeler quelle ni de quelle nature elle était.

Mais cet état n'existe généralement pas dans l'éthérisation ou dans la chloroformisation ; beaucoup de malades, et presque tous ceux qui sont habitués à s'observer eux-mêmes, peuvent nous raconter , après leur réveil , quels étaient les rêves fantastiques qui les occupaient pendant l'opération , rêves qui sont quelquefois d'une nature si gaie, que le contraste avec la situation réelle a quelque chose de tragique. Le cerveau se souvient donc de son état , il sait de quelle manière il était occupé, et cette occupation n'a souvent rien de douloureux ; elle n'est même, et cela me paraît être le cas le plus fréquent, rien moins qu'en rapport avec l'état du corps. La sensation de douleur n'a donc pas atteint le cerveau et la conscience, pas même momentanément. Il existe ainsi, entre ces observations très nombreuses et les conclusions de Budin, une véritable contradiction, dont la solution est probablement la suivante : Depuis longtemps la physiologie distingue la transmission des sensations de simple contact, de la transmission des sensations plus fortes de compression et de douleur. La pathologie avait prouvé que la sensation tactile peut être transmise et perçue, tandis que la sensation douloureuse était abolie dans la même partie, Autrefois on admettait que, dans le cerveau, des parties différentes étaient affectées à la perception de la douleur ou du contact. Depuis longtemps déjà nos expériences ont prouvé, et nous l'avons jusqu'à ce jour toujours confirmé, que cette différence est dans les *conducteurs* de la sensation, que la substance *grise* de la moelle conduit vers le cerveau les impressions de pression, de douleur et autres semblables, tandis que la substance *blanche* des cordons postérieurs conduit exclusivement une sensation indifférente du contact.

On aurait pu admettre *à priori* que si une substance quelconque, qui circule avec le sang, produit l'anesthésie, elle devait agir bien plutôt sur la substance grise, qui contient tant de vaisseaux nutritifs et tant de sang, que sur la substance blanche, qui est pauvre en vaisseaux nutritifs : la sensation de contact doit par conséquent persister longtemps encore après que la faculté de percevoir la douleur a disparu.

Cette manière de voir est appuyée sur des observations faites sur l'action des anesthésiques. Heyfelder paraît être le premier qui ait observé, dans des recherches sur l'anesthésie chirurgicale par l'éther, que chez quelques opérés la sensation tactile était tout entière conservée ; ils percevaient le contact de la main du chirurgien, ils sentaient que la scie divisait l'os, mais n'avaient aucune trace de douleur. — Cette observation de la longue et même de la complète persistance de la sensibilité tactile dans l'éthérisation, a été faite depuis lors dans beaucoup de cas et par beaucoup d'observateurs, et l'on a dit que cette persistance existe toujours chez les malades qui sont habitués à s'observer eux-mêmes, et à se rendre rigoureusement compte de leurs sensations.

Il est vrai que l'assurance que donnent les malades de n'avoir absolument rien senti, n'a souvent pas une grande valeur, parce que leur esprit, qui ne pense qu'à la douleur,

est si étonné de son absence , qu'ils ne prêtent aucune atten-
tion à une sensation simplement tactile. L'assertion que la
sensation tactile existe toujours ne me paraît pas moins exa-
gérée. Il nous suffit de constater qu'elle n'est pas éteinte dans
beaucoup de cas d'anesthésie dite complète. Nous savons
maintenant par les expériences contenues dans la première
partie de ce mémoire, que pendant l'immobilité de toutes les
parties extérieures du corps , une sensation indifférente de
contact, qui , à l'état normal , n'est pas accusé par l'animal,
suffit pour produire une dilatation de la pupille, si la partie
touchée est assez étendue. Nous savons de plus que, lorsque la
sensibilité tactile s'affaiblit chez l'animal , qui approche de
la mort, la superficie qui doit être touchée , pour qu'un effet
soit produit, doit être de plus en plus étendue ; qu'enfin il ne
suffit pas d'augmenter l'étendue de la partie touchée, mais
qu'on doit aussi augmenter l'intensité de l'irritation, à tel
point que , vers la fin , une irritation , qui chez l'animal sain
aurait produit une très forte douleur, devient à peine suffi-
sante pour produire l'indication d'un contact (1). Nous avons
ainsi la clef de tous les faits indiqués par Budin. Cet auteur
a confondu la sensibilité de contact avec la sensibilité douloureuse : le moment indiqué par lui comme favorable aux opérations chirurgicales, est précisément un des moments les plus
défavorables , quand il s'agit de l'anesthésie chloroformique ,
parce que , comme nous l'avons déjà prouvé dans d'autres
communications , le chloroforme, à ce moment, pouvait déjà
pousser son action jusqu'à la paralysie vasculaire , diminuer
beaucoup la pression du sang et exposer l'individu à une syncope avec persistance provisoire de la respiration : syncope
contre laquelle la respiration artificielle ou la galvanisation
du cœur se montrent inutiles, mais que quelquefois nous
avons pu conjurer par la compression des grands vaisseaux

---

(1) Voyez ma communication dans le compte-rendu du congrès des natu-
ralistes Allemands à Spire. en 1858 — et dans le *Manuel de physiologie des
nerfs et des muscles*, 1859 , page 253 — puis d'autres expériences confirma-
tives dans l'ouvrage de H. Sanders , *Onderzoek naar de Goleidingsbanen in
het Ruggemerg*. Groningen, 1865, page 40.

abdominaux. Quelquefois, pourtant, cette compression même ne suffisait pas, bien qu'on y eut joint la ligature des deux extrémités antérieures et la suspension par les extrémités postérieures. — Ajoutons que la longue persistance de la sensibilité tactile, après la disparition de la sensibilité douloureuse, a été très bien prouvée pour la narcose par l'*éther*, et que l'analogie seule nous conduisait à l'admettre aussi pour l'anesthésie par le chloroforme, qui, pour les sensations, a beaucoup d'analogie avec l'éthérisation (1). Il est singulier que malgré la préférence que certains praticiens ont, à grand tort, selon nous, accordé au chloroforme, les effets de celui-ci aient été jusqu'ici moins bien étudiés que ceux de l'éther. Nous avons fait sur nous-même beaucoup d'études sur l'éther, et l'expérience fut poussée, plus de vingt fois, jusqu'à la perte de la sensibilité, mais nous n'eûmes pas une seule fois le courage de faire la même expérience avec le chloroforme, que nous n'avons jamais employé chez l'homme. Dans une expérience sur nous-même, avec le protoxyde d'azote, nous nous sommes aussi aperçu que la sensibilité tactile survit à la sensibilité douloureuse, ce qui donne plus de force à l'analogie qui nous fait admettre les mêmes effets pour le chloroforme. Nous avons d'ailleurs, dans ces dernières semaines, fait l'expérience suivante sur un chien : — Pendant une éthérisation profonde, on fit dans la région dorsale inférieure, la résection des deux cordons postérieurs de la moelle épinière dans une longueur correspondant à une vertèbre et demie. L'animal, qui n'avait presque pas perdu de sang, fut, après la fermeture de la plaie par une suture, abandonné à lui-même, jusqu'à ce que

---

(1) Hervez de Chègoin propose (*Union Médicale*. 1852, n° 46), pour éviter la mort par le chloroforme, de ne pas pousser la narcose jusqu'à l'anesthésie complète et de faire les opérations quand le malade montre encore qu'il se sent pincer la main, mais lorsque cette sensation devient déjà indécise. Quelques cas observés par Hervez lui auraient démontré que les opérations dans ces conditions sont aussi exemptes de douleur que dans la narcose complète.

Si cette observation est confirmée, le chloroforme serait précisément le meilleur des anesthésiques pour les opérations de courte durée, qui ne demandent pas une immobilité complète du malade

le mouvement volontaire fut revenu complètement dans la partie antérieure et dans le membre postérieur droit, et moins complètement dans le membre postérieur gauche. Près d'une heure et demie après l'éthérisation, qui paraissait disparue sans avoir laissé de traces, (il n'y avait pas même de salivation), on commençait la chloroformisation avec une éponge dans une grande vessie, dont, de temps en temps, on renouvelait l'air en l'éloignant du museau de l'animal. Après peu de temps, il y avait résolution complète, et dans la conjonctive insensibilité apparente. Il n'y eut pas de réaction par la galvano-puncture, avec un fort courant induit le long du nerf crural; les pupilles étaient fortement dilatées. L'administration du chloroforme fut continuée, et après un temps assez long, c'est-à-dire plus long que celui écoulé depuis le début de l'expérience, il y eut un commencement de contraction de la pupille. La contraction se fit très lentement, et lorsque la pupille atteignit son diamètre normal, la compression des extrémités antérieures donna une faible dilatation. Une forte irritation des extrémités postérieures resta sans effet. On comprima de nouveau l'extrémité antérieure; une compression forte et étendue amena de nouveau des traces de dilatation.

La galvanisation le long du nerf sciatique ne donna pas de résultat : après 30" environ on revint aux extrémités antérieures et il n'y eut pas de réaction; la galvanisation le long du nerf médian resta sans effet : la pupille conserva un diamètre moyen de 4 millimètres environ. On s'aperçut alors que la quantité de chloroforme contenue dans l'éponge était épuisée. On en ajouta encore deux gouttes. Bien que la langue parut très anémiée, la pupille ne se rétracta pas davantage et resta immobile malgré les irritations de la sensibilité des parties antérieures et postérieures. On enleva alors l'éponge, on aida un peu la respiration et la circulation par la compression alternative de l'abdomen et du thorax, et l'animal, après quelques instants, donna des signes de sensibilité, en fermant l'œil sous l'influence d'un contact, en gémissant lorsqu'on lui pinçait les membranes interdigitales, mais la pupille resta toujours immobile. Plus tard, lorsque la pupille fut redevenue mobile, elle obéissait également bien aux légères compressions faites aux quatre extrémités indistinctement. Cette expérience, qui me réussit une seule fois, vu la grande difficulté de trouver le moment de la mobilité de la pupille chez les animaux chloroformés, paraît démontrer que les impressions qui font dilater la pupille, après son resserrement dans la période avancée de la résolution chloroformique, sont transmises au cerveau par les cordons postérieurs de la moelle. Je suis, d'ailleurs, le premier à reconnaître que l'expérience a besoin d'être répétée.

J'ai fait allusion, tout à l'heure, à la difficulté que l'on a de trouver la pupille mobile chez les animaux chloroformés. D'après le mémoire du docteur Budin, il paraît qu'il a été plus heureux que moi à cet égard. Il admet comme constant, qu'immédiatement après la résolution générale, la pupille se contracte jusqu'à l'atrésie et reste encore pendant quelque temps mobile. J'avais, autrefois, admis que la pupille est dilatée dans la chloroformisation, parce que je l'avais toujours, et sans exception, trouvée dilatée comme après l'irritation du nerf sympathique au cou ; mais je n'avais pas fait de recherches spéciales sur ce sujet.

Maintenant, depuis le mémoire de Budin , j'ai fait quelques recherches à cet égard, qui, bien que peu nombreuses, me permettent de dire qu'il y a des chiens chez lesquels, malgré la résolution la plus complète, on ne peut jamais obtenir la contraction pupillaire, en continuant même la chloroformisation jusqu'à ce que la pression artérielle soit descendue presque à zéro, et chez lesquels aussi, au début de cet état syncopal, on ne peut saisir aucune trace de coloration veineuse dans le sang artériel, de sorte que la respiration doit avoir été assez libre. Afin de ne pas pouvoir soupçonner une asphyxie carbonique, j'ai aussi fait l'expérience en prenant, au lieu du sac dans lequel on renfermait le museau de l'animal, afin que l'air circula librement, une coque en toile métallique contenant un peu de coton imbibé de chloroforme, que l'on tint à une distance raisonnable du museau de l'animal. Dans ce cas la résolution se fit attendre pendant 12 minutes, tandis que généralement nous l'obtenons dans un espace de temps sensiblement plus court.

Budin indique qu'avec sa méthode, qui correspond à celle que nous avons employée en dernier lieu, l'anesthésie se fit attendre de 18 à 30 minutes. Nous avons donné, au début de l'expérience, presque toujours une dose plus forte que celle que Budin semble avoir administrée.

Dans onze cas de chloroformisation poussée par nous jusqu'à la production d'un abaissement extrême de la pression artérielle, nous avons eu quatre observations dans lesquelles la pupille, vers la fin de la vie, se contractait d'une manière *visible*, mais sans qu'il y eut une contraction violente, que l'on pût, avec Budin, appeler *atrésie* de la pupille. Parmi ces quatre observations, il y en a une dans laquelle l'animal fut chloroformé deux fois de suite à 15 heures d'intervalle, et deux fois se montra le retrécissement très modéré de la pupille. Les animaux chez lesquels on n'observa pas le retrécissement, furent tous chloroformés jusqu'à la mort. Le nombre de ces observations ne suffit pas pour conclure, contrairement à Budin, que la dilatation jusqu'à la mort est la règle, mais il nous semble que ce ne doit pas être chose rare.

Nous avons observé, de plus, que, bien que le nombre de gouttes de chloroforme alla toujours en diminuant, à mesure que la narcose de l'animal approchait, le stade pendant lequel on peut trouver la pupille mobile est *très fugace*, tellement que sur deux de ces animaux nous n'en avons pas vu trace. Dans les autres, ce stade était déjà passé, avant que la pupille eut atteint son maximum de constriction qui, comme je l'ai déjà dit, n'était pas très considérable. L'état de la pupille dans les derniers moments de la vie, sous l'influence du chloroforme, paraît donc être sujet à des variations individuelles.

Simpson, qui a le premier expérimenté sur le chloroforme comme anesthésique, dit déjà, dans sa première publication *(Monthly Journal*, décembre 1847), que sous l'influence du chloroforme, chez l'homme, la pupille est quelquefois normale, dans quelques cas un peu contractée, dans beaucoup d'autres cas *dilatée*. Il reste douteux que toutes ces observations de Simpson se rapportent au stade de la narcose la plus complète.

Thiernesse (Gaz. Méd. de Paris, 1848, n° 35), a déjà fait observer que sur les chiens, complètement narcotisés par des inhalations chloroformiques, ou des injections de cet agent dans les veines, ce qui doit agir encore plus énergiquement, *la pupille est dilatée*.

Jüngken, le célèbre oculiste de Berlin, parle (*Deutsche Klinik*, 1851, n°° 5 et 6), de l'application du chloroforme aux opérations pratiquées sur l'œil, et prescrit de toujours aller jusqu'au stade soporeux le plus complet. La pupille, selon lui, est *toujours dilatée*. Tous les autres oculistes qui, depuis 20 ans, ont, en grand nombre, écrit sur l'application du chloroforme aux opérations sur l'œil, ne peuvent avoir trouvé la pupille contractée, parce que tous parlent des avantages de la narcose dans l'opération de la cataracte, sans qu'une seule fois il ait été question de la forte contraction, qui, selon Büdin, se rencontrerait aussi chez l'homme, dans l'anesthésie complète. *Jüngken* dit expressément que, pendant la narcose, la pupille dilatée ne se contracte pas.

Enfin, il a été publié par *Dogiel (Müllers Archiv.*, 1866, page 231) un mémoire, écrit dans le laboratoire de *Helmholtz*, sur l'action du chloroforme sur l'organisme et spécialement sur les mouvements de l'iris. L'auteur a fait des expériences sur des lapins, chez lesquels il a vu que, dans le stade de l'anesthésie jusqu'à la narcose complète, jusqu'à la syncope, la pupille est *dilatée* et la dilatation atteint son maximum à l'approche de l'asphyxie, presque comme pendant la tétanisation du sympathique au cou.

Il nous reste encore à rappeler les observations de *Gubler*, qui a vu sur l'homme la pupille toujours *dilatée* pendant la narcose chloroformique. On voit donc que ce sujet n'est pas si nouveau dans la littérature médicale qu'on pourrait le croire à la lecture des journaux français, et que tous les faits connus paraissent indiquer que la dilatation est la règle.

La différence qui existe entre les observations de Budin et les nôtres, s'expliquent peut-être beaucoup mieux en admettant que le chloroforme, qui est maintenant en usage à Paris, est, par sa préparation et par sa conservation, un peu différent de celui que j'ai employé à Florence.

Mais je puis ajouter que du chloroforme pris à Berlin, à Bonn, et une autre préparation qui fut envoyée de Londres sous le nom de *Duncans Cloroform*, laissèrent également persister l'état de résolution complète pendant quelque temps, *sans constriction de la pupille*. Ce qui est constant, c'est que la pupille est toujours dilatée, lorsque commence la narcose chloroformique, et reste dilatée jusqu'après la complète résolution de l'animal, et que cette dilatation n'est pas seulement une absence de contraction, mais un véritable état d'activité du muscle dilatateur, comme dans l'irritation du sympathique au cou, tandis que le chloral nous montre l'action opposée, c'est-à-dire une contraction très forte, allant jusqu'à une véritable myose, contraction qui commençait avec la narcose, lorsque le chloral avait été injecté dans le tissus connectif. Sous l'action du chloral, on n'observe pas d'abord une dilatation de la pupille, et bientôt après le début de la myose, la pupille cesse de se dilater sous l'influence de l'irritation de la sensibilité, bien que d'autres signes d'excitation douloureuse se montrent encore pendant quelque temps.

Pour mieux démontrer l'antagonisme qui existe entre le chloral et le chloroforme, à cet égard, et pour prouver que le chloral n'agit pas de la manière indiquée, par sa transformation dans le corps en chloroforme, nous avons fait l'expérience suivante : sur un chien, quelque temps après l'injection d'un solution aqueuse de chloral dans l'abdomen, il se montrait une forte myose, la pupille était comme une petite graine de pavot, au centre de l'iris jaune clair. On faisait alors respirer au chien du chloroforme contenu dans une vessie ; la rougeur de la langue nous assurait de l'intégrité de la respiration. Peu après, la pupille se dilatait, d'une façon lente, mais continue. On éloigne le chloroforme, et quelque temps après la pupille se contracte de nouveau. On approche à nouveau le chloroforme des narines de l'animal et la pupille revient à un diamètre triple de celui qu'elle avait sous l'influence du chloral ; on retire le chloroforme et une nouvelle constriction de la pupille ne se fait pas trop attendre. Si *toute* l'action du chloral était fondée sur sa transformation en chloroforme, en ajoutant du chloroforme on aurait dû plutôt augmenter la contraction de la pupille, que l'empêcher.

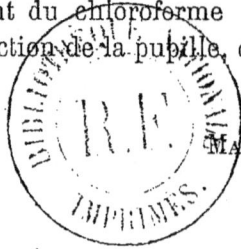

MAURICE SCHIFF.

Marseille.— Typ. et Lith. Barlatier-Feissat Père et Fils, rue Venture, 19.

BERNARD (Cl.). Leçons sur les anesthésiques et l'asphyxie, par Claude BERNARD, professeur au Collège de France et au Muséum, membre de l'Institut, 1875, 1 vol. in-8 de 500 pages, avec figures. 7 fr.

FERRAND (A.). Traité de thérapeutique médicale ou Guide pour l'application des principaux modes de médication à l'indication thérapeutique et au traitement des maladies, par le docteur A. FERRAND, médecin des hôpitaux, 1 vol. in-18 jésus de 850 pages. Cartonné. 8 fr.

FONSSAGRIVES (J.-B.). Le médicament, principes généraux de physiologie, de posologie et de clinique médicamenteuses, par le docteur J.-B. FONSSAGRIVES, professeur à la Faculté de médecine de Montpellier, 1875, 1 vol. in-8 d'environ 400 pages.

GALEZOWSKI (X.). Traité des maladies des yeux, par X. GALEZOWSKI, professeur d'ophthalmologie à l'Ecole pratique de la Faculté de Paris. *Deuxième édition.* Paris, 1875, 1 vol. in-8 de XVI-896 pages avec 416 figures. 20 fr.

KUSS. Cours de physiologie, d'après l'enseignement du professeur KUSS, par le docteur Mathias DUVAL, professeur agrégé à la Faculté de médecine. *Deuxième édition.* Paris, 1873, 1 vol. in-18 jésus de VIII-624 pages avec 152 fig., cart. 7 fr.

LAYET (A.). Hygiène des professions et des industries, précédé d'une étude générale des moyens de prévenir et de combattre les effets nuisibles de tout travail professionnel, par le docteur Alex. LAYET, professeur agrégé à l'Ecole de médecine navale de Rochefort. Paris, 1875, 1 vol. in-12. 5 fr.

LETIEVANT. Traité des sections nerveuses, physiologie, pathologie, indications, procédés opératoires, par E. LETIÉVANT, chirurgien en chef désigné de l'Hôtel-Dieu de Lyon. Paris, 1873, 1 vol. in-8 de XXVIII-548 p., avec 20 fig. 8 fr.

LEUDET. Clinique médicale de l'Hôtel-Dieu de Rouen, par le docteur E. LEUDET, médecin en chef de l'Hôtel-Dieu de Rouen, 1874, 1 vol in-8 de 650 pages. 8 fr.

LUYS (J.). Etudes de physiologie et de pathologie cérébrales des actions réflexes du cerveau dans les conditions normales et morbides de leurs manifestations, par J. LUYS, médecin de la Salpêtrière, lauréat de l'Institut (Académie des sciences). Paris, 1874, 1 vol. gr. in-8 de XII-200 pages, avec 2 planches, contenant huit figures tirées en lithographie et deux figures tirées en photoglyptie. 5 fr.

MARVAUD (A.). Les aliments d'épargne, alcool et boissons aromatiques (café, thé, maté, cacao, coca), effets physiologiques, applications à l'hygiène et à la thérapeutique, étude précédée de considérations sur l'alimentation et le régime, par le docteur Angel MARVAUD, professeur agrégé à l'Ecole du Val-de-Grâce. *Deuxième édition,* 1874, 1 vol. in-8 de XVI-504 pages, avec pl. 6 fr.

POINCARÉ. Leçons sur la physiologie normale et pathologique du système nerveux. Paris, 1873-74, 2 vol. in-8° de 400 pages chacun, avec fig. 10 fr.

ROBIN (Ch.). Leçons sur les humeurs normales et morbides du corps de l'homme. *Deuxième édition* revue et augmentée. Paris, 1874, 1 vol. in-8 de XII-1008 pages, avec 35 fig. cart. 18 fr.

ROCHARD (J.). Histoire de la chirurgie française au XIXe siècle. Etude historique et critique sur les progrès faits en chirurgie, et dans les sciences qui s'y rapportent, depuis la suppression de l'Académie royale de chirurgie jusqu'à l'époque actuelle, par le docteur Jules ROCHARD, directeur du service de santé de la marine, lauréat de l'Académie de médecine, membre correspondant de la Société de chirurgie, 1 vol in-8 de XVI-800 pages. 12 fr.

Marseille. — Typ et Lith. Barlatier-Feissat Père et Fils, rue Venture 19.